AF321322

# ÉTUDE

## SUR

# L'OPIUM

### HISTORIQUE DE L'OPIUM

SES CARACTÈRES. — TITRAGE. — COMPOSÉS PHARMACEUTIQUES. — DE SES ALCALOÏDES ET DE LEURS SELS. — PROPRIÉTÉS PHYSIOLOGIQUES DE SES ALCALOÏDES

par

## ANDRÉ VIGNAT

Professeur de Chimie à l'Association philotechnique.

———

CLICHY. — DÉCEMBRE 1875

# ÉTUDE SUR L'OPIUM

## HISTORIQUE DE L'OPIUM

### SES CARACTÈRES. — TITRAGE. — COMPOSÉS PHARMACEUTIQUES. — DE SES ALCALOÏDES ET DE LEURS SELS. — PROPRIÉTÉS PHYSIOLOGIQUES DE SES ALCALOÏDES.

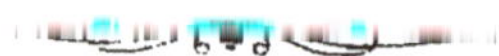

L'opium occupe une place si importante dans la thérapeutique, qu'il nous a paru aussi utile qu'intéressant de faire l'historique de ce médicament et d'étudier ses sels. Nous ne nous attacherons pas ici à différencier les diverses sortes d'opium selon le lieu de leur provenance, notre intention étant de faire un travail général, au point de vue chimique et thérapeutique.

L'opium est un suc gommo-résineux concret fourni par le *papaver somniferum*. Il est fort probable que l'opium venait autrefois exclusivement d'Egypte, comme l'indique le nom d'opium thébaïque qu'on lui donne encore aujourd'hui dans la pratique médicale. Ce médicament si précieux est connu depuis la plus haute antiquité, car Hippocrate et Galien en font mention. Homère même, sous le nom de νεφεγθης, parle d'un suc dont Cérès aurait révélé aux Grecs les propriétés thérapeutiques, ce suc ne serait-il pas l'opium?

Les anciens, et nous le savons par le savant Dioscoride, classaient l'opium en deux catégories, suivant le mode dont il avait été récolté. Lorsque les pavots arrivent à un point de maturité suffisant pour que leur suc puisse être recueilli, les indigènes, à l'aide de couteaux à plusieurs lames, font des incisions horizontales aux capsules de ces pavots et reçoivent dans de petits vases le suc qui en découle. C'est à cause de ce procédé par incision que les anciens avaient donné au suc le nom d'opium (ὄπιον, de ὀπός suc). Cette opération est renouvelée jusqu'à épuisement complet des capsules. Le suc est alors recueilli, battu dans un mortier et mis en pains. Tel est l'un des deux modes. L'autre consiste à couper les pavots avec leurs feuilles et leurs tiges, à contuser le tout au mortier et à recueillir par expression le suc, qu'on laisse évaporer jusqu'à ce qu'il ait obtenu une consistance suffisante pour être mis en pains et expédié.

## CARACTÈRES DE L'OPIUM

L'opium, malaxé avec l'eau froide, doit totalement se diviser, son principe extractif se dissoudre et la partie résinoïde se séparer. La liqueur, trouble d'abord, doit s'éclaircir promptement et prendre une teinte plus ou moins brune, selon la plus ou moins grande quantité de principe extractif que contient l'opium. La solution filtrée doit offrir les réactions suivantes :

Traitée par les persels de fer, elle prendra une coloration rouge vin très-prononcée, due à la présence de *l'acide méconique.*

Par l'hydrochlorate de chaux, à l'aide de l'ébullition, il se produira un précipité blanc sale, abondant, formé de *méconate* et de *sulfate de chaux*. La liqueur, évaporée à consistance sirupeuse, doit se prendre en masse cristalline grenue, principalement formée d'*hydrochlorate de morphine*, qui peut être purifié en le séparant de ses eaux mères, et en le dissolvant à nouveau dans l'eau.

Avec l'ammoniaque instillée dans la liqueur bouillante, on obtiendra, après refroidissement, précipitation d'une matière grenue qui est de la *morphine colorée*, mélangée de *résine*, de *narcotine* et de *méconate de chaux*. Cette *morphine* impure, presque entièrement soluble dans l'alcool bouillant, doit saturer les acides muriatiques et sulfuriques étendus d'eau et les neutraliser complétement, se colorer fortement en rouge par son contact avec l'acide nitrique concentré et se dissoudre presque totalement dans une solution étendue de potasse caustique.

Tels sont les caractères principaux auxquels on peut reconnaître le véritable opium.

## TITRAGE

Une analyse consciencieuse et approfondie nous a démontré que l'opium était constitué par vingt principes environ. Six principes cristallisables azotés : *la morphine, la codéine, la thébaïne, la papavérine, la narcotine* et *la narcéine*. Un principe non azoté, mais cristallisable, *la méconine*, deux acides, *acide acétique et acide méconique*, une *huile fixe*, une huile *volatile*, une *résine*, du *caoutchouc*, une *matière extractive*, de la *gomme*, des *sulfates de potasse et de chaux*. Mais en raison de la facilité, bien reconnue aujourd'hui, avec laquelle les principes organiques se transforment les uns dans les autres, il faut admettre que tous ces corps n'existent pas simultanément dans un même suc végétal et que plusieurs d'entre eux résultent du procédé qui a servi à les en extraire.

De même que les quinquinas se cotent selon la quantité de quinine qu'ils contiennent, de même les opiums se vendent selon leur richesse en morphine. Il est donc très-important de pouvoir en faire le plus simplement et le plus exactement le titrage. Plusieurs procédés sont connus, mais nous nous contenterons d'indiquer ici celui qui nous a semblé présenter le plus d'exactitude, tout en offrant de sérieux avantages comme facilité d'exécution.

On prend avec soin, sur plusieurs pains composant la partie d'opium que l'on veut titrer, un échantillon d'une valeur totale de 30 grammes. On les met en contact avec 120 grammes d'alcool à 70°, on délaye dans un mortier jusqu'à complète désagrégation et l'on jette sur toile. Le marc est ensuite exprimé et repris par 80 grammes de nouvel alcool qui suffisent au complet épuisement. Les liqueurs de ces deux opérations sont ensuite réunies, filtrées et mises dans un flacon avec 8 grammes d'ammoniaque pure à 22°. Au bout de vingt-quatre heures environ, on constate sur les parois du flacon la formation de cristaux qui sont des cristaux de *morphine* et de *narcotine*. On les réunit sur un linge et on les lave à l'eau afin de les débarrasser de leurs impuretés, et entre autres du *méconate d'ammoniaque*. Ces cristaux, bien lavés, sont ensuite plongés dans une petite éprouvette pleine d'eau. La *narcotine* surnage; par décantation, on la sépare de la *morphine* qui est séchée entre deux feuilles de papier joseph et pesée aussitôt. Ce procédé laisse pourtant à désirer sous le rapport de la séparation de la *morphine* et de la *narcotine*. L'expérimentateur, en effet, quelque soigneux qu'il soit, peut par mégarde, pendant la décantation, laisser passer quelques cristaux de *morphine*, et alors le titrage n'est plus exact. Voici comment nous avons modifié cette seconde partie de l'opération. Nous nous sommes basé sur l'entière solubilité de la *morphine* dans une solution de potasse caustique, et sur l'insolubilité de la *narcotine* dans cette même solution. Il faut avoir le plus grand soin d'employer une solution bien limpide et marquant environ 20 au pèse-sels. Plus concentrée, la *narcotine* se dépose avec trop de difficulté; plus étendue, elle devient moins active et l'opération se fait moins promptement. La *morphine* et la *narcotine*, réunies dans un flacon, sont agitées à plusieurs reprises avec la solution de potasse que l'on décante chaque fois. On continue l'opération jusqu'à complète solution de la *morphine*, ce dont on sera certain lorsque l'acide nitrique concentré ne donnera aucune coloration rouge, étant mis en contact avec le résidu. Après vingt-quatre heures environ, la *morphine* cristallisera dans la solution potassique; mais si on voulait la retirer immédiatement, il suffirait de rendre la dissolution un peu acide, puis de verser de l'ammoniaque dans la liqueur amenée à l'ébullition, alors on l'obtiendrait précipitée à l'état grenu. Un bon opium moyen doit contenir de 7 à 9 °/₀ de *morphine*.

# PRINCIPAUX COMPOSÉS PHARMACEUTIQUES

A L'AIDE DESQUELS L'OPIUM EST ADMINISTRÉ.

(Formules du Codex).

***

**Laudanum de Sydenham** (vin d'opium composé).

| | |
|---|---|
| Opium..................... | 200 |
| Safran..................... | 100 |
| Cannelle................... | 15 |
| Girofle.................... | 15 |
| Vin de malaga............. | 1,600 |

Incisez et contusez les substances, laissez macérer 15 jours en agitant de temps en temps, passez, exprimez fortement et filtrez. 4 grammes représentent 0 gr. 50 centigrammes d'opium brut ou 0 gr. 25 centigrammes d'extrait d'opium.

***

**Laudanum de Rousseau** (vin d'opium par fermentation).

| | |
|---|---|
| Opium incisé.............. | 200 |
| Miel...................... | 600 |
| Eau chaude................ | 3,000 |
| Alcool à 60°.............. | 200 |
| Levûre de bière.......... | 40 |

Délayez séparément le miel et l'opium dans l'eau chaude, mélangez les liqueurs, ajoutez-y la levûre et laissez digérer à une température de 30° jusqu'à ce que la fermentation soit terminée; passez avec expression, filtrez, évaporez au bain-marie la liqueur jusqu'à ce qu'elle soit réduite à 600, laissez refroidir, ajoutez l'alcool et filtrez après 24 heures. 4 grammes de ce laudanum représentent 1 gramme d'opium ou 0 gr. 50 centigrammes d'extrait.

### Extrait d'opium (extrait Thébaïque).

```
Opium.................. 1,000
Eau distillée.......... 1,200.
```

Coupez l'opium et versez dessus les 2/3 de l'eau distillée froide ; agitez souvent. Au bout de 24 heures, passez à la toile et filtrez ; faites un nouveau traitement avec le reste de l'eau ; décantez les liqueurs, filtrez et évaporez au bain-marie jusqu'à consistance d'extrait.

Un bon opium doit donner environ moitié de son poids de matière extractive.

---

### Teinture d'opium (teinture Thébaïque).

```
Opium brut................ 1
Alcool à 56°.............. 7
```

Faites macérer pendant 8 jours et filtrez.

Telles sont les formes les plus usitées sous lesquelles on administre ce précieux médicament que l'on peut considérer comme un des agents thérapeutiques les plus actifs dont la médecine puisse disposer aujourd'hui, car il entre certainement dans le dixième des préparations magistrales. Ses propriétés sédatives le font employer avec grand succès, pour combattre les insomnies, calmer les douleurs et diminuer l'exaltation de sensibilité qui accompagne un si grand nombre de maladies. L'administration de l'opium doit être faite avec beaucoup de prudence, car, pris à trop fortes doses, il exalte les fonctions intellectuelles en déterminant une sorte d'ivresse, puis il amène un sommeil profond et agité.

L'extrait d'opium, donné à la dose de 8 grammes, amène la mort du sujet en 12 heures.

Nous allons maintenant passer successivement en revue les alcaloïdes de l'opium et indiquer leur préparation ainsi que celle de leurs sels les plus usités.

# DE SES ALCALOÏDES ET DE LEURS SELS

### De la Morphine et de ses sels.

Ainsi que nous l'avons dit précédemment en parlant de la constitution de l'opium, nous trouvons dans le suc tiré du *papaver somniferum* six principes azotés cristallisables. Nous ne parlerons que pour mémoire de la thébaïne ($C^{38}$ $H^{31}$ Az $O^{6}$), de la papavérine ($C^{40}$ $H^{21}$ Az $O^{8}$), de la narcotine ($C^{46}$ $H^{25}$ Az $O^{14}$) et de la narcéine ($C^{46}$ $H^{29}$ Az $O^{18}$). Nous nous occuperons plus spécialement de la morphine et de la codéine, qui ont conquis à juste titre une place des plus importantes dans l'art de guérir.

La morphine, découverte par Sertuerner en 1815, est sans contredit le principe le plus important de l'opium. Elle est blanche et inodore, cristallise en prismes rectangulaires ou en octaèdres. Sa formule est :

$$C^{34} H^{19} Az O^{6} + 2\,aq. = 303 \text{ ou } 3787,5$$

On a proposé plusieurs procédés pour préparer la morphine. Le procédé que nous indiquons, et qui a fourni jusqu'à présent les meilleurs résultats, est dû à

Grégory et Robertson. L'opium est d'abord épuisé avec de l'eau tiède, et la solution filtrée amenée par l'évaporation à consistance de sirop. On ajoute alors une solution concentrée de chlorure calcique en léger excès. Il se forme un précipité composé de méconate, de sulfate de chaux, de matière colorante et de matière élastique. Le liquide étant concentré de nouveau, laisse encore déposer du méconate de chaux et plus tard des cristaux de chlorhydrate de morphine et de codéine. Ces cristaux sont dissous à nouveau, purifiés par des cristallisations successives à l'aide du charbon animal; leur dissolution, traitée par l'ammoniaque, ne laisse déposer que de la morphine que l'on reprend ensuite par l'alcool, dans lequel on la fait cristalliser. La morphine s'obtient sous forme d'aiguilles prismatiques, d'une saveur très-amère, très-peu solubles dans l'eau et dans l'éther. Les acides étendus la dissolvent en se combinant avec elle. L'acide nitrique concentré lui communique une teinte rouge de sang, tandis que les persels de fer la colorent en bleu. La réaction la plus caractéristique est celle que produit l'acide iodique. Les dissolutions de morphine, mises en contact avec cet acide, prennent une teinte rouge-brun et dégagent l'odeur de l'iode.

Les sels de morphine les plus usités sont l'acétate, le chlorhydrate et le sulfate.

L'acétate de morphine ($C^{34} H^{19} Az O^6, C^4 H^3 O^3, HO$) se prépare en triturant dans un mortier deux parties de morphine et une partie d'acide acétique à 8°, jusqu'à ce que le tout se prenne en masse. On abandonne le produit pendant 24 heures et l'on fait sécher à l'air chaud.

1 gramme d'acétate renferme 0,8286 de morphine anhydre.

Le chlorhydrate de morphine ($C^{34} H^{19} Az O^6, HCl, 6 HO$), cristallise sous forme d'aiguilles blanches, soyeuses et extrêmement légères. On le prépare en saturant avec de la morphine de l'acide chlorhydrique dilué. La solution est filtrée avec du noir animal et concentrée à une douce température. Les cristaux sont séchés à l'étuve.

1 gramme de chlorhydrate représente 0,7591 de morphine anhydre.

Le sulfate de morphine ($C^{34}$ $H^{19}$ Az $O^6$, $SO^3$, 6 HO) cristallise en aiguilles blanches réunies en faisceaux. On le prépare en saturant avec de la morphine de l'acide sulfurique dilué, et opérant ensuite de la même façon que pour le chlorhydrate.

1 gramme de sulfate représente 0,75197 de morphine anhydre.

On voit, d'après tout ce qui précède, qu'il faut classer ainsi les sels de morphine selon leurs propriétés thérapeutiques : acétate, chlorhydrate et sulfate.

Les sels de morphine cristallisent très-nettement ; ils sont peu solubles dans l'éther, solubles dans l'eau et l'alcool, et présentent les mêmes réactions que la morphine.

Une observation fort intéressante a été faite sur les sels de morphine, par John Horsley ; elle a trait à une réaction caractéristique qui peut être extrêmement utile dans les recherches chimico-légales. « Quand on mélange une goutte d'une solution saline de morphine, contenant 1 p. 0/0 de cette substance, avec 10 ou 15 gouttes d'une solution de nitrate d'argent à 1,77 p. 0{0 de ce sel, et qu'on agite pendant une minute ou deux, on obtient rapidement un beau précipité d'argent blanc cristallin, tandis que la liqueur prend une légère teinte jaune provenant de l'action que l'acide nitrique devenu libre exerce sur la morphine. Si, avant de verser la goutte de sel de morphine, on chauffe dans une capsule de porcelaine le nitrate d'argent sur lequel on veut opérer, la réduction du métal est presque instantanée et la capsule se couvre d'une pellicule d'argent. »

### De la Codéine.

La codéine, découverte par Robiquet en 1832, se présente sous forme de cristaux blancs et assez gros, appartenant au système rhombique. Sa formule est :

$$C^{36} H^{21} AzO^6 + 2 \ aq. = 317 \ ou \ 3962,5$$

On l'obtient de la façon suivante. Nous avons dit précédemment, en relatant le mode d'agir qu'il fallait employer pour retirer la morphine de l'opium, que dans la première partie de l'opération, on avait obtenu, après des purifications et des concentrations successives, des cristaux de chlorhydrate de morphine et de codéine. La morphine est alors précipitée par l'ammoniaque. Le liquide étant de nouveau concentré, il se forme des cristaux de chlorhydrate de codéine et de chlorhydrate d'ammoniaque que l'on sépare et dissout par l'eau bouillante. Par refroidissement, il se produit du chlorhydrate de codéine en houppes soyeuses. Mais comme ce sel peut renfermer quelques traces de morphine, on le traite par une lessive de potasse marquant 20 au pèse-sels. Le précipité, qui n'est alors composé que de codéine, est lavé à l'eau froide, séché, puis dissous dans l'éther bouillant. On ajoute un peu d'eau distillée, on laisse évaporer spontanément, et il se produit de beaux cristaux de codéine.

La codéine est soluble dans 80 parties d'eau froide

et dans 20 parties d'eau bouillante. Elle se distingue de la morphine en ce qu'elle n'est ni rougie par l'acide azotique, ni bleuie par les persels de fer, mais ses dissolutions sont précipitées par la noix de galle.

Les sels de codéine sont jusqu'à présent fort peu connus et sans emploi.

## PROPRIÉTÉS PHYSIOLOGIQUES DE SES ALCALOÏDES

Nous terminerons cette étude de l'opium en relatant les propriétés physiologiques de ses alcaloïdes, d'après un mémoire très-intéressant présenté à l'Académie des Sciences, par le savant physiologiste Claude Bernard. Selon lui, les six alcaloïdes de l'opium, la morphine, la codéine, la thébaïne, la papavérine et la narcotine possèdent à différents degrés des propriétés soporifiques, excitantes et toxiques ; il les classe de la façon suivante :

D'après ses nombreuses expériences, il a reconnu des propriétés soporifiques à la narcéine, à la morphine et à la codéine ; il a rangé dans les excitants la thébaïne, la papavérine, la narcotine, la codéine et la morphine. La narcéine n'est pas convulsivante à dose toxique, tandis que les autres alcaloïdes déterminent de violentes convulsions tétaniques. Étudiant d'abord les effets soporifiques dus à la narcéine, à la morphine et à la codéine, M. Claude Bernard constate que les effets de ces trois alcaloïdes ne sont pas identiques. Une solution de 5 centigr. de chlorhydrate de morphine pour 1 gr. de soluté fut injectée dans le tissu cellulaire sous-cutané d'un chien de moyenne taille et l'animal s'endormit profondément. La dose de morphine fut considérablement augmentée, et il n'observa qu'un sommeil très-profond. Stupéfiés par la morphine, les chiens deviennent des machines vivantes, inertes. On peut les maintenir dans toutes les positions et même la gueule ouverte, sans qu'ils fassent la moindre résistance.

L'animal n'est cependant pas insensible, mais le sommeil est si profond, la sensibilité si émoussée, qu'il faut le pincer avec force pour qu'il éprouve de la douleur et qu'il s'agite. La durée et l'intensité du sommeil sont proportionnelles à la dose de morphine injectée. Au réveil, les chiens sont effarés, leurs yeux sont hagards. Ils cherchent les endroits obscurs et ne reconnaissent pas leur maître. Ces troubles peuvent persister pendant au moins 12 heures.

Le sommeil obtenu par des injections de codéine est moins pesant que le sommeil morphique, et quelle que soit la dose de codéine employée, on ne peut jamais arriver à un sommeil aussi profond que celui que procure la morphine. La codéine émousse à un plus haut point la sensibilité. Les animaux codéinés à doses égales à la morphine, se réveillent sans peur, sans effarement, et n'offrent aucun phénomène de trouble intellectuel.

La narcéine, qui est l'alcaloïde le plus somnifère de l'opium, ne procure pas cependant un sommeil abrutissant comme celui de la morphine. Les nerfs ne sont pas émoussés à un aussi haut point, et les animaux manifestent, pendant le sommeil, les sensations douloureuses qu'ils éprouvent. Les animaux, à leur réveil, reviennent très-promptement à leur état naturel. M. Claude Bernard cite ensuite quelques expériences tentées avec de l'extrait d'opium et du chlorhydrate de thébaïne. Ce dernier sel, injecté dans les veines d'un chien à la dose de 10 centigrammes dissous dans 2 cent. cubes d'eau, amène la mort de l'animal en cinq minutes, tandis que l'on peut injecter jusqu'à deux grammes de chlorhydrate de morphine dans les veines d'un chien de même taille sans déterminer la mort. En résumé, la morphine est l'alcaloïde le moins dangereux de l'opium, tandis que la thébaïne est le plus toxique. Après la thébaïne vient la codéine qui est beaucoup plus toxique que la morphine. La morphine est pourtant le principe immédiat de l'opium que l'on administre à plus haute dose. M. Claude Bernard pense, avec juste raison, que cette erreur tient à ce que la morphine produit très-vite, et avant sa dose toxique, des céphalalgies, des nausées, des vomissements, tandis que la codéine tue avant que l'expérimentateur ait rien remarqué.

Paris. — Imp. F. APPEL, 12, rue du Delta.